L'ACTION PHYSIOLOGIQUE

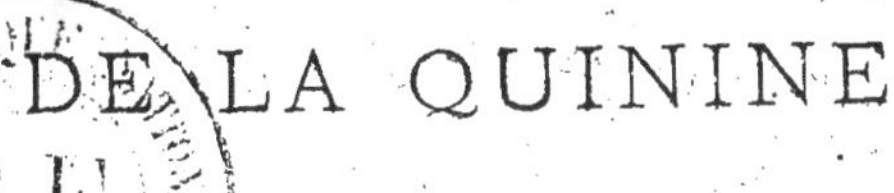

DE LA QUININE

DE L'ACTION PHYSIOLOGIQUE DE LA QUININE SUR LES PHÉNOMÈNES
DE SENSIBILITÉ GÉNÉRALE

DE L'ACTION DE LA QUININE SUR LES FONCTIONS DE L'UTÉRUS
EN ÉTAT DE GESTATION

DE L'ACTION COMPARÉE DE LA QUININE
DE LA CINCHONINE ET DE LA CINCHONIDINE

PAR

Louis DUPUIS,

Docteur en médecine de la Faculté de Paris.

PARIS

OCTAVE DOIN, LIBRAIRE-EDITEUR

2, RUE ANTOINE-DUBOIS, PLACE DE L'ECOLE-DE-MÉDECINE

1877

SUR

L'ACTION PHYSIOLOGIQUE

DE LA QUININE

DE L'ACTION PHYSIOLOGIQUE DE LA QUININE SUR LES PHÉNOMÈNES
DE SENSIBILITÉ GÉNÉRALE

DE L'ACTION DE LA QUININE SUR LES FONCTIONS DE L'UTÉRUS
EN ÉTAT DE GESTATION

DE L'ACTION COMPARÉE DE LA QUININE
DE LA CINCHONINE ET DE LA CINCHONIDINE

PAR

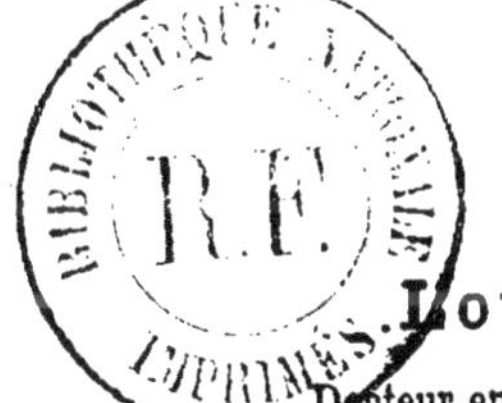

Louis DUPUIS,

Docteur en médecine de la Faculté de Paris.

PARIS

OCTAVE DOIN, LIBRAIRE-EDITEUR

2, RUE ANTOINE-DUBOIS, PLACE DE L'ECOLE-DE-MÉDECINE

1877

ÉTUDE EXPERIMENTALE

SUR

L ACTION PHYSIOLOGIQUE

DE LA QUININE.

De l'action physiologique de la quinine sur les phénomènes de sensibilité générale. — De l'action de la quinine sur les fonctions de l'utérus en état de gestation. — De l'action comparée de la quinine, de la cinchonine et de la cinchonidine.

AVANT-PROPOS.

Les travaux considérables qui ont été entrepris et réalisés pour l'étude de la quinine, pourraient porter à penser que tout a été dit, ou peu s'en faut, sur cette substance médicamenteuse, une des plus belles conquêtes de la thérapeutique, il n'en est rien : le sujet est loin d'être épuisé.

A part notre ignorance complète du mécanisme de l'action antipériodique de la quinine, il existe de nombreux desiderata relativement à l'action qu'elle exerce dans l'état physiologique sur plusieurs des grandes fonctions de l'économie.

Sans doute, on a fait un tableau synthétique remarquable des phénomènes que l'on observe à la suite de l'ad-

— 6 —

ministration de la quinine, du côté du système nerveux,
surtout à des doses élevées ; ces phénomènes se ré-
sument dans le mot de quinisme, et représentent cet
état bien connu des physiologistes et des cliniciens,
dans lequel des symptômes parfaitement caractérisés
révèlent l'influence de la quinine sur les fonctions de
l'encéphale et notamment les troubles des sens spéciaux.
Ces symptômes nous n'avons pas besoin de les rappeler
ici.

Mais ce que nous tenons expressément à faire remarquer, c'est que du côté de la sensibilité, le tableau
symptomatique en question ne comprend que les dés-
ordres attribuables aux sens spéciaux, notamment à la
vue et à l'ouïe. Quant aux modifications de la sensibilité générale, on les trouve bien indiquées, plus ou moins
en passant, dans quelques descriptions que nous aurons
bientôt l'occasion de citer, mais il nous est permis
d'affirmer dès à présent que ces modifications n'ont pas
attiré suffisamment l'attention des observateurs pour
avoir provoqué les recherches que méritait, ainsi qu'on
va le voir, ce point particulier de l'étude de la quinine.

Dans les expériences que nous avons entreprises tout
d'abord dans le but d'élucider la question tant controversée de l'influence de la quinine sur les fonctions de
l'utérus dans l'état de gestation, nous avons été amené
à observer du côté de la sensibilité générale des phénomènes qui ne pouvaient laisser aucun doute sur la
réalité d'une action spéciale de l'alcaloïde sur cette
fonction générale du système nerveux.

Ce point est devenu de la sorte un des objets principaux de cette étude.

Comme corollaire immédiat de l'observation expérimentale dirigée vers les modifications des fonctions du système nerveux, notamment de la sensibilité générale, la recherche des modifications thermiques sous l'influence de la quinine, a dû aussi fixer particulièrement notre attention.

Déjà des observations importantes avaient été faites à ce sujet, mais il est facile de se convaincre par une enquête bibliographique même superficielle, que les résultats obtenus ne présentent pas ce degré de fixité qui caractérise scientifiquement les déductions expérimentales définitives. Nous espérons pouvoir apporter à cette partie de l'étude de la quinine des éléments capables de mettre fin à certaines dissidences.

Ainsi que nous le disions plus haut, notre idée première en commençant ce travail était de le consacrer à l'étude de l'action abortive ou non abortive de la quinine ; nous y avions été engagé par un certain nombre d'observations inédites dues à l'obligeance de notre ami le docteur Tétu, qui exerçant dans un pays à fièvres intermittentes, a de fréquentes occasions d'observer des cas dans lesquels l'avortement intervient chez des malades dont l'état exige l'emploi de la quinine.

Nous avons pensé qu'il pourrait y avoir intérêt et utilité à demander à l'expérimentation sur les animaux quelques lumières sur cette question encore très-obscure comme on le sait.

Les essais qu'il nous a été permis de faire à cet égard, s'ils ne sont pas de nature à résoudre définitivement le problème, nous paraissent du moins avoir une suffisante portée pour encourager les tentatives nouvelles qui pourraient êtres faites dans ce sens.

Enfin, ayant eu l'occasion d'essayer comparativement l'action physiologique de la quinine et de la cinchonine, nous nous sommes empressé de la saisir, et nous avons été conduit sur ce point à des résultats qui offriront, nons l'espérons, un certain intérêt.

Tel est le cadre de notre travail.

Pour être convenablement rempli, il nous eût fallu beaucoup plus de temps que celui dont nous disposions. Des circonstances pressantes, tout indépendantes de notre volonté, nous ont même obligé à négliger pour le moment certains matériaux qui eussent pu entrer efficacement dans cette étude.

Nous espérons pouvoir les utiliser plus tard, de façon à compléter l'ébauche que nous offrons à nos juges, et pour laquelle nous sollicitons leur bienveillante indulgence.

Ces expériences ont été faites dans le laboratoire de M. le professeur Béclard, sous la direction de M. le docteur Laborde.

Je suis heureux de témoigner ici toute ma gratitude à M. Laborde pour son bienveillant concours, et je veux l'assurer de toute ma reconnaissance.

Mon cher ami Marcel Tétu voudra bien, je l'espère recevoir aussi mes remerciements les plus sincères pour les bons conseils qu'il n'a cessé de me donner.

DIVISION DU SUJET.

Notre travail, ainsi que l'indique clairement ce qui précède, se trouve donc divisé en trois parties.

Dans un premier chapitre, sera faite l'étude expérimentale de l'action de la quinine sur les phénomènes de sensibilité générale et sur les modifications de la température.

A propos de ces modifications thermiques, il eût été logique, en quelque sorte, d'aborder l'étude des modifications de la circulation ; nous n'avons point négligé de noter ces modifications dans nos observations expérimentales, ainsi qu'il sera facile de s'en convaincre, mais outre que cette étude a été très-longuement faite par des expérimentateurs autorisés, il ne nous était guère permis de l'entreprendre à nouveau, à cause du temps qu'elle nécessitait. Toutefois nous avons réalisé plusieurs expériences ayant pour but et pour résultat de mettre en évidence l'influence de la quinine sur les vaso-moteurs en même temps que sur la pression sanguine consécutive à l'énergie plus ou moins accrue des battements cardiaques.

Notre deuxième chapitre sera consacré à l'étude de l'influence de la quinine sur les fonctions de l'utérus à l'état de gestation, autrement dit à l'étude de son action abortive.

Enfin dans un troisième chapitre seront exposés les résultats de recherches relatives à l'action comparée de la quinine et de la cinchonine, en considérant surtout les phénomènes que ces substances déterminent respectivement du côté du système nerveux.

Bien que ces recherches soient particulièrement du domaine de l'expérimentation, nous nous sommes appliqué à tirer des résultats obtenus toutes les déductions pratiques que ces résultats nous ont paru indiquer.

CHAPITRE Ier.

Étude expérimentale de l'action de la quinine sur les phénomènes de sensibilité générale, et sur les modifications de la température.

SECTION 1re.

Exposition des faits.

Si l'on se reporte aux travaux qui ont été publiés sur la quinine, et surtout aux recherches qui concernent son action physiologique, on est frappé par ce fait que c'est surtout sur le terrain de la clinique que cette étude physiologique a été réalisée, non pas que des recherches expérimentales n'aient été faites principalement dans ces dernières années, mais ces recherches s'appliquent plutôt à des points particuliers tout à fait spéciaux de l'action physiologique de cet alcaloïde, et ne constituent pas un travail complet.

Ainsi que nous l'avons dit dans notre Avant-Propos, nous n'avons et nous ne saurions avoir la prétention de combler la lacune que nous venons de signaler, mais il nous sera facile de montrer par la simple exposition de plusieurs de nos observations expérimentales que certains points, et des plus essentiels, de l'influence physiologique de la quinine sur les actes fonctionnels du système nerveux, avaient été jusqu'ici laissés presque complètement dans l'ombre.

Nous pouvons, dès à présent, montrer que, dans les principaux travaux qui se sont produits sur ce sujet, les modifications de la sensibilité générale et de la température se trouvent indiquées sans autre circonstance qu'une simple mention. Bien plus, il n'y a pas encore aujourd'hui entre les divers auteurs un accord parfait sur ce qui concerne les modifications thermiques. Mais cette enquête viendra plus opportunément dans le chapitre des réflexions et des déductions qui seront amenées par la relation de nos expériences. C'est donc à cette relation que nous allons tout d'abord nous consacrer.

Dans les observations qui vont suivre, notre attention, en général, s'est portée simultanément sur les phénomènes relatifs aux fonctions de respiration, de circulation et aux fonctions du système nerveux, mais elle s'est particulièrement concentrée sur les modifications de la sensibilité générale et de la température. A ce double point de vue, l'expérience suivante présente un véritable intérêt.

Exp. I. — Injections sous-cutanées successives de 50 centigrammes de sulfate de quinine en 3 fois et dans l'espace de 3 jours. (Action sur la sensibilité générale et la température.)

26 février 1877. — Lapin vigoureux, bien portant.

Avant l'expérience : sensibilité normale, temp. rectale : 40,7.

A 5 h. 35. Première injection sous-cutanée de 0,50 centigr. de quinine en solution dans 5 centim. cube d'eau. 2 gouttes d'acide sulfurique sont ajoutées pour favoriser la solution.

5 h. 45. Temp. : 40,3.

5 h. 50. Anesthésie et analgésie presque absolues ; les oreilles seules restent un peu sensibles. Une épingle enfoncée dans toute l'épaisseur de la peau, et dans presque toutes les régions du corps, ne détermine aucune manifestation appréciable traduisant une douleur perçue. Ce n'est qu'en traversant les oreilles que l'épingle détermine des mouvements qui témoignent d'un certain degré de sensibilité conservée.

Réflexes normaux.

6 heures. L'animal est dans la stupeur et comme abruti. Les mouvements normaux des membres sont conservés.

T. 40,3.

6 h. 5. Les oreilles elles-mêmes sont devenues insensibles.

6 h. 20. T. 40,1. Même état de la sensibilité ; analgésie profonde.

6 h. 40. T. 39,9.

7 h. T. 39,6, même état ; mouvements réflexes plus accusés.

Le lendemain, 27 février. L'animal paraît complètement remis des accidents de la veille, toutefois la sensibilité est encore obtuse ; presque nulle au tronc, elle est assez bien conservée aux pattes de devant, à la queue, aux oreilles. T. 40,4.

A 2 h. 45. Nouvelle injection sous la peau de 0,50 centigr. de sulfate de quinine (même solution).

3 h. Temp. 40°.

La sensibilité qui était depuis hier revenue aux pattes antérieures, à la queue, aux oreilles, se perd progressivement.

3 h. 25. Seules les pattes de devant conservent un peu de sensibilité.

3 h. 30. Anesthésie de plus en plus considérable.

Temp. 39,6.

4 h. Hébétude, pas d'ataxie. Mouvements de la marche normaux. Mouvements réflexes plutôt diminués.

Temp. 39°.

4 h. 30. Temp. 38,4.

6 h. Sensibilité de plus en plus obtuse aux pattes antérieures, aux oreilles. Réflexes plus accusés.

28 février. — La sensibilité est redevenue très-vive aux pattes

antérieures et aux oreilles ; elle reste très-diminuée à la queue, et nulle au tronc.

Mouvements réflexes peu marqués.

Temp. 42,1.

3 h. Injection sous-cutanée de 0,50 de sulfate de quinine (même solution).

3 h. 10. Temp. 41,4.

3 h. 40. Les piqûres d'épingle ne provoquent pas la moindre douleur.

Pas de mouvements réflexes.

Temp. 40,9.

4 h. 10. Temp. 39,7.

5 h. 10. Temp. 38,5.

5 h. 40. Temp. 38,5.

On traverse, avec une épingle, les pattes, les oreilles, la queue, sans provoquer la moindre réaction. Mais si l'on pince *avec beaucoup de force* les mêmes points, le lapin fait un mouvement brusque pour s'échapper. Une fois même, en prenant l'oreille à sa base, nous avons fait crier l'animal.

1ᵉʳ mars. — L'abrutissement est plus complet que les jours précédents. T. 41,4.

Sensibilité nulle dans la région lombaire ; très-accusée dans les pattes antérieures, très-retardée à la queue et aux pattes postérieures.

Quand on pince avec force la queue de l'animal, on le fait crier, mais les cris ne se produisent que quelques secondes après la provocation.

Paralysie incomplète du train postérieur.

Respiration rapide, haletante.

Reste couché. Mais quand on le place sur ses pattes, se tient debout assez longtemps.

2 mars. — Mort à 3 heures sans avoir présenté de convulsions. Autopsie à 3 h. 30.

Poumons très-congestionnés avec des plaques ecchymotiques en assez grand nombre.

Estomac : Membrane muqueuse ramollie, très-rouge en certains points.

Duodénum : à 3 centim. du pylore, perforation très nette, à

l'emporte-pièce, de la dimension d'une lentille, noire sur les bords.

Péritonite généralisée.

Cerveau : pas d'altération apparente.

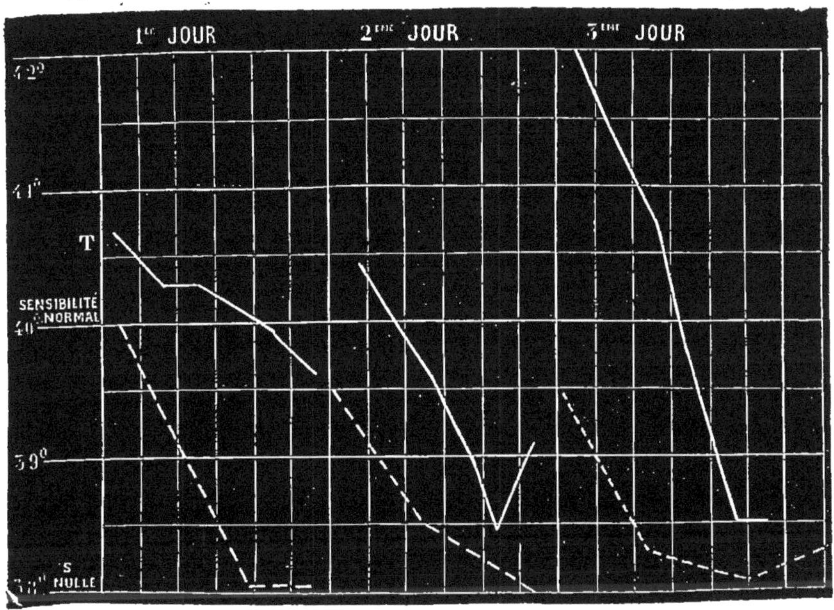

Ce qui frappe dans ce fait expérimental, ce sont les modifications de la sensibilité générale et de la température. Ces modifications, que des chiffres nombreux et notés à tous les instants de l'expérience expriment très-explicitement, sont mis encore plus en relief par le tableau graphique des courbes que nous joignons à l'expérience.

On y voit que pour la sensibilité comme pour la température, il y a une décroissance progressive et incessante.

Pour ce qui est de la température en particulier, on peut constater que dans une période moyenne de deux heures il se produit un abaissement de trois degrés et demi,—et il est à noter que l'animal est laissé en liberté, qu'il n'est point attaché, — car on n'ignore pas que la fixation de l'animal sur la planchette à expériences est une condition favorable à son refroidissement en dehors de toute autre influence.

Quant aux phénomènes de sensibilité générale, on voit qu'à la dose de 50 centigrammes en injections sous-cutanées le sulfate de quinine en abolit presque complètement les manifestations.

L'expérience suivante, réalisée aussi sur un lapin, révèle d'une façon très-nette l'abolition des phénomènes de sensibilité sous l'influence de la quinine.

Exp. II. — Injection sous-cutanée de 1 gramme de sulfate de quinine en 2 fois. — Action sur la sensibilité générale et sur les réflexes.—Lapin vigoureux bien portant, sensibilité normale, avant l'expérience.

21 *février*. —5 heures 20. Première injection de 0,50 centigrammes de sulfate de quinine dans 5 centim. cubes d'eau.

5 heures 40. Atténuation marquée de la sensibilité à la douleur. Cette diminution va en augmentant progressivement. La sensibilité des oreilles toutefois reste très-vive.

5 heures 55. L'analgésie semble diminuer.

6 heures. Deuxième injection de 0,50 centigrammes de sulfate de quinine.

6 heures 10. Insensibilité complète dans le train postérieur, incomplète dans le train antérieur.

(L'injection a été pratiquée au dos, vers la région lombaire.)

6 heures 20. Le lapin ne peut tenir sur ses pattes de derrière. Il se soulève encore sur ses pattes de devant et tient la tête droite.

L'analgésie est absolue.

Néanmoins les mouvements réflexes persistent.

Au moment où l'épingle arrive au contact de la peau, il y a une légère réaction ; puis on peut l'enfoncer aussi profondément que possible sans déterminer la moindre manifestation de la part de l'animal.

6 heures 30. Le lapin reste couché sur le flanc. Il suffit de frapper légèrement sur la table où il est placé, pour provoquer des mouvements brusques : le lapin cherche à se redresser, se met sur ses pattes de devant, soulève la tête, le train postérieur restant complètement immobile, puis il retombe immédiatement sur le côté.

7 heures. Même état.

7 heures 25. Insensibilité de la cornée.—On provoque toujours et aussi facilement des mouvements réflexes énergiques. Respiration haletante.

7 heures 46. L'animal dans l'insensibilité et dans la torpeur, est agité tout à coup de quelques mouvements convulsifs. Plus de réflexes.

8 heures 30. Mort.

Autopsie le 22 février. Cerveau sain à la vue.

Poumons : quelques ecchymoses sous-pleurales.

Cœur rempli de caillots passifs, asphyxiques.

La susceptibilité nerveuse particulière du lapin pourrait faire croire que ces modifications si accentuées de la sensibilité générale sont propres à cet animal, ou que tout au moins il se prête plus facilement qu'un autre à la réalisation de ce résultat.

Sans doute, le lapin est dans des conditions très-favorables à cet égard, en raison même de cette grande sensibilité, et c'est pour cela que nous l'avons choisi pour mettre le mieux possible en relief les phénomènes qu'il s'agissait d'étudier ; mais il ne faut point croire qu'il constitue à ce point de vue une exception. Des résultats identiques peuvent être observés sur le chien, ainsi qu'on peut s'en convaincre par l'expérience qui suit.

Exp. III. — Injections sous-cutanées successives de 0,25 cent., 0,50 cent., 0,75 cent., 1 gramme de sulfate de quinine, dans l'espace de 6 jours (action sur la sensibilité et sur la température).

9 mars. Chien du poids de 11 kilos, très-vif, jeune (faux-bull) sensibilité normale très-vive avant l'injection :

Cœur 70.

Resp. 12.

Temp. 39,2.

A 2 h. 45. Première injection de 0,25 centigrammes de sulfate de quinine en solution dans 4 centim. cubes d'eau sous la peau de l'aine.

3 heures. Cœur 80.

Resp. 16.

Temp. 39,3.

La sensibilité reste normale.

3 h. 40. Cœur 80.

Resp. 12.

Temp. 39,4.

5 h. 30. Cœur 70.

Resp. 14.

Temp. 39.

Le lendemain 10 mars. La dose de quinine est portée à 0,50 centigrammes.

Avant l'injection :

Cœur 65.

Resp. 12.

Temp. 39,2.

Après l'injection :

A 2 h. 30. Cœur 70.

Resp. 16.

Temp. 39.

3 h. 30. Cœur 65.

Resp. 12.

Temp. 39.

4 h. 30. Cœur 70.

Resp. 14.

Temp. 39.

Le chien est couché et plongé dans un léger sommeil sans modification appréciable de la sensibilité.

12 mars. Une plaque de sphacèle s'est produite au lieu de l'injection.

L'animal ne présente d'ailleurs pas d'autres modifications du côté de sa santé générale.

4 h. 5. Injection de 0,75 centigrammes de sulfate de quinine en solution dans 12 centim. cubes d'eau.

Avant l'injection : Cœur 80.

Resp. 14.

Temp. 38,9.

4 h. 40. Cœur 90.

Resp. 12.

Temp. 39,4.

Pupilles dilatées, sensibilité normale.

5 heures. Cœur 110.

Resp. 14.

Temp. 38,9.

5 h. 30. Cœur 120.

Resp. 14.

Temp. 38,9.

14 mars. Chute de l'eschare. Nouveaux points sphacélés au niveau des piqûres.

A 5 h. 10. Injection de 1 gramme de sulfate de quinine en solution dans 12 centim. cubes d'eau.

Avant l'injection :

Cœur 80.

Resp. 12.

Temp. 38,8.

5 h. 30. Cœur 110.

Rosp. 12.

Temp. 38,8.

Sensibilité très-vive, plus vive peut-être qu'avant l'injection.

Vomissements : liquide blanchâtre et mousseux.

5 h. 45. Espèce d'égarement du regard, et cependant point d'ataxie appréciable des mouvements.

6 heures. Cœur 160.

Resp. 14.

Temp. 38.

Sensibilité bien moins prononcée, il faut piquer fortement l'animal pour qu'il réagisse.

6 h. 15. Nouveaux vomissements.

6 h. 30. Cœur 120.

Resp. 16.

Temp. 37,8.

Anesthésie très-prononcée surtout dans le train postérieur L'animal tenu en observation les jours suivants, sans nouvelle injection, a présenté l'état suivant.

15 mars. Nouvelle eschare éliminée.

A la cuisse droite, point sphacélé (injection du 12 mars).

Temp. 38,8.

Cœur 80.

Resp. 12.

Sensibilité intacte.

17 mars. Temp. 39,2.

Cœur 80.

Resp. 14.

20 mars. Eschare sur le flanc droit (injection du 14 mars).

Temp. 39,1.

Cœur 80.

Resp. 16.

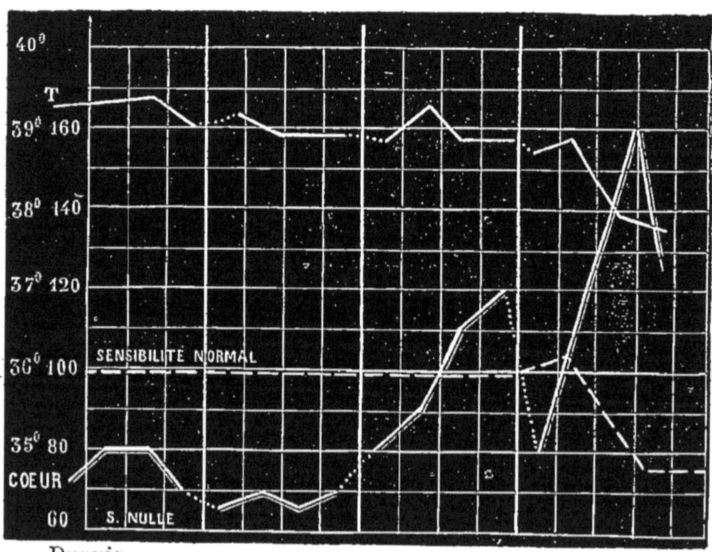

Dupuis.

L'intérêt que présente le fait expérimental précédent ne saurait échapper à personne. Un premier point digne de remarque, c'est que les doses relativement inférieures de 0,25 et 0,50 centigrammes n'ont pas amené de modifications appréciables du côté de la sensibilité générale que nous avons eue particulièrement en vue dans cette observation. C'est tout au plus si les fonctions circulatoires et respiratoires et celles de calorification ont présenté quelques changements, sur lesquels nous revindrons plus tard. Mais, à la dose de 1 gramme, les modifications de la sensibilité générale sont parfaitement accentuées, puisque l'animal est devenu presque complètement anesthésique et analgésique.

Nous n'insistons pas ici sur quelques autres particularités, notamment sur les vomissements, l'état d'hébétude et l'action locale de la substance injectée. Nous aurons à reprendre en détail et à interpréter toutes ces circonstances de l'expérience lorsque nous ferons l'étude synthétique de notre sujet.

Jusqu'à présent, nous avons administré l'alcaloïde en injections hypodermiques. Il est aisé de comprendre combien il était intéressant et utile, surtout au point de vue des applications pratiques, de recourir à un procédé expérimental qui, en ce qui concerne la quinine en particulier, se rapproche le plus possible des procédés d'administration de la substance médicamenteuse employés chez l'homme.

C'est pourquoi nous avons fait ingérer à ce même chien la quinine par l'estomac, et voici ce que nous avons observé relativement aux phénomènes sur lesquels nous concentrons surtout notre attention.

Exp. IV. — Sulfate de quinine administré par l'estomac aux doses successives de 1 gramme en 2 fois; 1 gramme en une seule fois; 1 gramme 50; enfin 2 grammes. (Effets sur la sensibilité générale, sur la température et sur le cœur.)

23 mars. — Même chien que précédemment. Malgré ses plaies, ce chien paraît assez bien rétabli. Son poids a cependant diminué de 1 kilogr.

Avant l'expérience :

Sensibilité normale très-vive.

Cœur, 100. Resp. 16. Temp. 39,3.

A 4 h. 15, on donne au chien 0,50 centigr. de sulfate de quinine enrobés dans des boulettes de viande.

5 h. Aucune modification appréciable de la sensibilité générale. Cœur 100. Resp. 16. Temp. 39,3.

5 h. 5. On donne de nouveau 0,50 centigr. de sulfate de quinine.

5 h. 30. Cœur 130. Resp. 16. Temp. 39,5.

L'animal est comme égaré.

L'ouïe est conservée.

6 h. Cœur 100. Resp. 18. Temp., 39,6.

La sensibilité reste vive.

6 h. 30. Cœur 110. Resp. 18. Temp. 39,4.

Le lendemain 24 mars, 1 h. 20, un gramme de quinine est donné à la fois, dans les mêmes conditions.

Avant l'ingestion de la quinine : Cœur 100. Resp. 14. Temp. 39°.

1 h. 40. Agitation. Le chien jappe.

Cœur 80. Resp. 16. Temp. 39°.

2 h. 40. Sensibilité très-vive. Le chien est redevenu calme.

Cœur 90. Resp. 16. Temp. 39,1.

3 h. 40. Cœur 120. Resp. 12. Temp. 38,7.

4 h. 40. — 100. — 12. — 38,8.

5 h. 40. — 109. — 12. — 38,8.

Sensibilité normale. Pouls très-irrégulier variant d'une minute à l'autre, d'au moins 10 pulsations.

Respiration irrégulière.

Tremblement léger, continu.

L'animal est laissé un peu en repos. Il se rétablit parfaitement et le 26 mars il est remis en expérience.

A 2 h. 5, nous donnons 1 gramme 50 de quinine en une fois.

Avant l'ingestion du médicament :

Cœur 80. Resp. 14. Temp. 39°.

A 2 h. 20. Cœur 80. Resp. 16. Temp. 39,2.

2 h. 40.　　— 120.　— 16.　— 39,1.

3 h.　　　— 125.　— 16.　— 38,9.

Sensibilité conservée. Le chien reste couché. Tremblement.

4 h. Cœur 100. Resp. 14. Temp. 38,8.

5 h.　— 106.　— 14.　— 38,5.

Vomissements assez abondants. Dans les matières vomies, on retrouve des traces de boulettes de viande qui ont servi à enrober la quinine. Le chien se tient comme roulé sur lui-même, la tête entre les pattes. Il pousse des grognements spontanés.

6 h. Cœur 80. Resp. 12. Temp. 38°.

La sensibilité reste à peu près normale.

6 h. 15. Le chien se lève pour manger.

Le 27 mars l'expérience est renouvelée avec une dose supérieure.

A 1 h. 25, 2 grammes de sulfate de quinine sont donnés de la même façon que précédemment.

Avant : Cœur 80. Resp. 16. Temp. 39,1.

1 h. 50.　— 95.　— 16.　— 39.

2 h. 10.　— 110.　— 14.　— 38,8.

2 h. 30.　— 110.　— 15.　— 38,8.

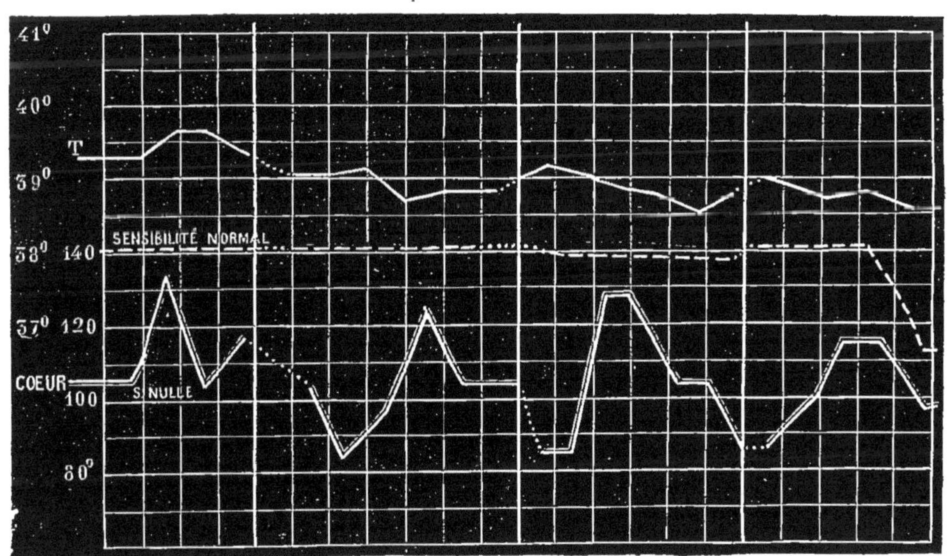

Le chien reste couché. Tremblement. Sensibilité aussi vive qu'avant l'expérience.

4 h. 15. Cœur 95. Resp. 16. Temp. 38,5.

A ce moment, la sensibilité générale est devenue très-obtuse, autant au moins que dans le cas d'injection sous-cutanée de 1 gr. de quinine. (V. plus haut Exp. III.)

4 h. 45. Même état de la sensibilité.

Cœur 95. Resp. 16. Temp. 38,5.

5 h. 15. Moins de stupeur. Le tremblement a diminué. Même état de la sensibilité.

Cœur 90. Resp. 18. Temp. 38,8.

5 h. 45. Cœur 90, Resp. 14. Temp. 38,9.

Les jours suivants, 28, 29 et 30 mars, la température est à 39,3, 39,2. Le pouls à 80. La sensibilité est revenue à son état primitif normal.

Les plaies provoquées par les piqûres sont presque complètement guéries.

Il est facile de commenter l'expérience qui précède : Elle présente, relativement aux phénomènes déterminés par la quinine en ingestion par l'estomac, trois phases distinctes correspondant aux trois tentatives expérimentales que contient le même fait.

Dans la première phase, où la dose ingérée est de 50 centigrammes seulement, les symptômes appréciables ne portent que sur les actes fonctionnels appartenant à la respiration, à la circulation et la température, et ces symptômes révèlent une action excitatrice sur ces actes fonctionnels ; encore est-il vrai de dire que ces manifestations sont très-peu marquées. Quant à la sensibilité générale qui, nous ne saurions assez le répéter, nous préoccupe aussi par-dessus tout, elle n'a pas reçu la moindre influence.

A la dose de 1 gramme et de 1 gramme 50, ces même

phénomènes relatifs aux trois grandes fonctions de circulation, de respiration et de calorification sont plus accentués, et c'est l'action dépressive de la quinine qui commence ici à se manifester d'une façon très-nette, mais la sensibilité générale continue à rester à peu près intacte, bien qu'il y ait des symptômes généraux d'ordre nerveux, tels qu'un tremblement très-appréciable. Notons aussi l'apparition de vomissements qui révèlent un commencement d'intolérance du côté de l'estomac.

Toutefois, la tolérance s'est rétablie, car après deux jours de repos l'animal a pu supporter l'ingestion et l'absorption consécutive d'une dose de 2 grammes de sulfate de quinine administrée en une seule fois.

Cette dose de 2 grammes a été la dose véritablement efficace pour produire non-seulement l'atténuation, mais l'abolition presque complète des phénomènes de sensibilité générale. D'où il semble résulter que pour arriver à cet effet d'une façon non douteuse, il est nécessaire de faire intervenir en ingestion par l'estomac une dose d'alcaloïde double de celle qu'il faut employer en injection hypodermique pour provoquer le même résultat, dans des conditions expérimentales identiques.

Le tableau graphique ci-joint résume d'une façon immédiatement saisissable les divers symptômes que nous venons de rappeler, et sur lesquels nous aurons à revenir bientôt plus amplement, n'ayant d'autre intention pour le moment que de résumer les faits expérimentaux dont la relation précède.

Afin de mettre plus en évidence cette influence de la quinine sur les phénomènes de sensibilité et de tempé-

rature, nous avons eu recours à un procédé d'expérimentation qui amène, pour ainsi dire, instantanément
les phénomènes révélateurs de cette influence. Nous
avons introduit directement dans la circulation la substance à l'étude au moyen de l'injection intra-veineuse.
L'expérience suivante, réalisée dans ces conditions,
nous a fourni des résultats qui ne manquent pas d'intérêt au point de vue particulier qui nous occupe.

Exp. V. Injection intra-veineuse de 0,75 centigr. de sulfate de
quinine en 3 fois. (Effets sur la température, le cœur, la sensibilité générale.)

12 février. — Avant l'expérience :

Cœur 120.

Resp. 20.

Temp. 40.

A 5 h. 5. Première injection de 0,25 centigr. de sulfate de quinine en solution dans 10 cc. d'eau.

A 5 h. 8. Deuxième injection de 0,25 centigr. en solution dans
la même quantité d'eau.

5 h. 12. Cœur 180. Resp. 24. Temp. 39,2.

5 h. 30. — 160. — 22. — 39.

5 h. 40. Troisième injection de 0,25 centigr.

5 h. 45. Cœur 170. Resp. 20. Temp. 38,8.

6 h. 5 — 160. — 20. — 38,9.

6 h. 15. L'animal détaché de ses liens et mis à terre est complètement ivre ; il fait quelques pas, puis tombe. On le fait relever, il
tombe encore. Le train postérieur surtout présente une ataxie considérable.

Le lendemain 13 février, à 4 h. 15, l'animal marche les pattes
de derrière écartées, la queue entre les jambes.

Cœur 140. Resp. 22. Temp. 39,6.

Une épingle enfoncée assez profondément détermine une légère
réaction, mais le chien ne semble pas souffrir.

Les piqûres faites dans le train postérieur ne déterminent même
aucune manifestation de la part de l'animal. Ce n'est qu'en pinçant
fortement la queue qu'on arrive à le faire grogner.

Pupille normale.

Quelques efforts de vomissements.

14 février. L'animal reste couché. L'anesthésie a disparu.

Marche normale.

3 h. 15. Cœur 90. Resp. 18. Temp. 39,6.

6 h. Le chien mange bien. Quelques minutes après il a quelques vomissements.

15 février. — Analgésie presque complète.

La sensibilité au toucher semble persister seule. Quand on pince l'animal, il se retourne, regarde, mais ne semble pas souffrir.

Pupille contractée.

4 h Cœur 140. Resp. 26. Temp. 39,8.

16 février. — Le chien est mort dans la nuit.

Hémorrhagie très-forte par la plaie de la cuisse gauche.

Autopsie. — Estomac rempli d'une matière noirâtre (sang mélangé aux aliments).

A la surface muqueuse de l'estomac, nombreuses taches ecchymotiques.

Caillots demi-fibrineux dans le cœur droit.

Poumons congestionnés à la base.

On remarquera qu'à la suite de l'injection intra-veineuse chez cet animal, les phénomènes relatifs à la sensibilité générale n'ont pas été notés; c'est qu'à ce moment notre attention n'avait pas été encore suffisamment attirée de ce côté pour que nous ayons fait un examen suffisant de cette fonction; mais il est clair qu'elle était atteinte à un haut degré, puisque le lendemain, dix-huit heures au moins après l'injection intra-veineuse de quinine, la sensibilité générale était presque complètement abolie en même temps que persistaient les autres symptômes dus à l'influence de l'alcaloïde.

D'ailleurs, s'il pouvait rester à cet égard le moindre doute, l'expérience ci-après, plus topique en quelque sorte que la précédente, puisque l'injection a été faite dans la carotide primitive, et poussée du côté du centre encéphalique, cette expérience, dis-je, ferait immédiatement cesser ce doute.

Exp. VI. — Injection dans l'artère carotide de 1 gramme de sulfate de quinine en deux fois. (Effets sur le cœur, la température, la sensibilité:)

Chienne du poids de 10 kil. 500.

16 février à 5 h. 30. L'animal est attaché sur la table à expérience.

5 h. 45. Canule introduite dans l'artère carotide droite. Drapeau planté dans le cœur.

Avant l'injection : Cœur 100.

Resp. 12.

Temp. 38,5.

5 h. 53. Première injection de 0,50 centigrammes de sulfate de quinine en solution dans dix centimètres cubes d'eau.

5 h. 55. Cœur 160.

Resp. 16.

Temp.

6 heures. Cœur 140.

Resp. 10.

Temp. 38.

6 h. 10. Cœur 160.

Resp. 10.

Temp. 37,7.

6 h. 12. Deuxième injection de 0,50 sulfate de quinine en solution dans 10 centim. cubes d'eau. Immédiatement après, hypersalivation très-abondante. Lapement.

6 h. 15. Cœur 200.

Resp. 12.

Temp. 37,5.

6 h. 20. Cœur 180.

Resp. 12.

Temp. 37,4.

Sensibilité à peu près intacte dans le train postérieur, diminuant à mesure qu'on s'approche de la tête. — Nulle dans toute la région de la tête. Salivation abondante.

6 h. 30. L'animal détaché de ses liens, marche avec peine, tombe à plusieurs reprises. Ataxie principalement du train postérieur.

Le lendemain 17 février. L'ivresse est dissipée, mais l'anima-marche d'une façon singulière, les deux pattes de derrière écartées, la queue entre les jambes, absolument comme chez le chien de l'expérience précédente, et chez lequel on aurait pu attribuer cette attitude aux plaies fémorales.

Anesthésie généralisée et complète. — On ne détermine de la douleur qu'en pinçant très-fortement la queue. — Partout ailleurs une épingle enfoncée le plus profondément possible ne fait pas grogner l'animal.

4 heures. Cœur 135.

Resp. i 6.

Temp. 39,6.

6 h. 5. Cœur 140

Resp. 20.

Temp. 39,5.

19 février. Ne mange rien. — Reste couchée toute la journée. Même marche insolite.

L'analgésie n'est plus complète ; et à la tête même, il suffit de piquer très-légèrement pour faire groguer l'animal. — Il est vrai que nous sommes là aux environs de la plaie qui est très-douloureuse.

Cœur. 180.

Resp. 12.

Temp. 39,5.

20 février. L'analgésie présente les mêmes caractères. Même hébétude, — même marche.

Cœur 130

Resp. 12.

Temp. 39,2.

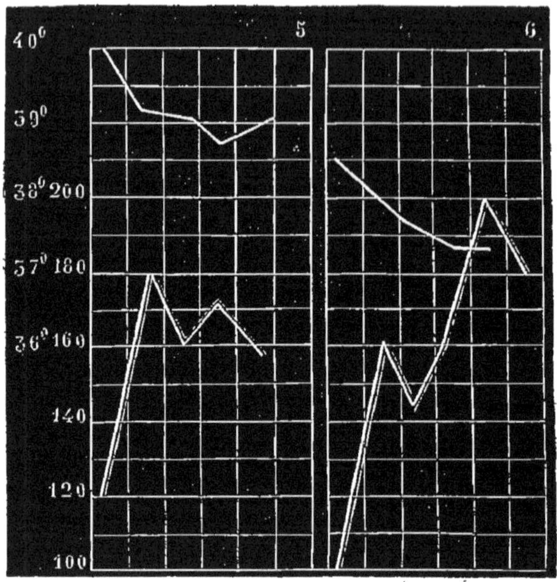

Bien que dans le fait qui précède les modifications du côté de la sensibilité se soient très-manifestement produites après le second temps de l'injection, il est à remarquer que ces modifications se sont montrées tout d'abord localisées du côté de la tête de l'animal, et qu'elles ne se sont généralisées que consécutivement. C'est, du reste, là une particularité qui ressortit d'habitude au mode d'expérimentation employé en ce cas ; de sorte qu'il y a, à ce sujet, une certaine analogie entre les conséquences immédiates .de l'injection hypodermique et de. l'injection intra-artérielle. Toutefois, cette localisation, plus ou moins passagère, n'existe pas pour toutes les substances ; la quinine est de celles qui y donnent le plus souvent lieu, ainsi que nous le montrerons bientôt en reproduisant une observation clinique d'injection sous-cutanée de bromhydrate de quinine.

SECTION II.

RÉSUMÉ ET INTERPRÉTATION DES FAITS. DÉDUCTIONS PRATIQUES.

§ I. — *Modifications de la sensibilité générale sous l'influence de la quinine.*

Il suffit de parcourir avec quelque attention les faits expérimentaux qui précèdent, pour se convaincre que la quinine exerce, dans des conditions parfaitement déterminées une action en quelque sorte élective sur la sensibilité générale.

La démonstration du fait en lui-même est donc parfaitement acquise ; il s'agit maintenant de le considérer au point de vue de l'interprétation qu'il peut comporter, et aussi relativement aux déductions pratiques qu'il est possible d'en tirer.

Il nous faudra d'ailleurs, dans ce chapitre de commentaires et d'applications, rapprocher du fait de l'influence de la quinine sur la sensibilité les résultats en quelque sorte connexes de cette même influence sur les phénomènes de calorification d'un côté, et de circulation de l'autre, en envisageant surtout à ce premier point de vue les actions vaso-motrices.

Ainsi que nous le disions tout au début de cette étude, à part l'ensemble des phénomènes physiologiques qui expriment l'action de la quinine sur le système nerveux central et qui constituent le quinisme ou l'ivresse quinique, les auteurs, même ceux qui se sont livrés à des recherches considérables sur ce sujet, se sont à peine

arrêtés à la considération et à l'analyse des modifications de la sensibilité générale. C'est tout au plus s'ils
ont mentionné, comme en passant, ces modifications.

Quelques exemples et quelques citations que nous
avons d'ailleurs le devoir d'invoquer pour nous montrer fidèle à la vérité historique, vont immédiatement
confirmer notre assertion.

Dans son article du Dictionnaire encyclopédique des
sciences médicales, M. Delioux de Savignac s'exprime en
ces termes, relativement à l'action de la quinine à haute
dose sur les fonctions du système nerveux :

« Quant à la sensibilité, dit-il, cet alcaloïde n'agit pas
sur elle en la modifiant à la manière de l'opium, de la
belladone, du chloroforme, ce n'est pas un anesthésique
direct, c'est un antalgique indirect qui dégage la sensibilité compromise dans les congestions vasculaires... »
Et plus loin : « Ce n'est véritablement qu'à hautes doses, à doses toxiques, qu'elle devient stupéfiante, en
paralysant la sensibilité; c'est ce qui a lieu particulièrement pour les organes de la vue, de l'ouïe, du toucher
où elle éteint les facultés des nerfs sensoriaux. »

Qu'il nous soit permis de ne pas insister sur ce que
ce langage a de peu physiologique : pour le moment
nous ne nous occupons que de l'assertion de fait, et l'on
voit combien elle est vague en ce qui concerne l'état
réel de la sensibilité générale. C'est plutôt la sensibilité
spéciale qui est visée dans cette description. Il nous serait d'ailleurs facile, si nous poursuivions la critique
de cet article, de montrer de flagrantes contradictions,
au moins sur le terrain physiologique ; ce qui tient évidemment à ce que ces assertions plus ou moins vagues

ne sont nulle part éclairées par les lumières de l'expé-
rmentation.

Nous ne ferons que rappeler les recherches d'Eulem-
berg, desquelles cet auteur a cru pouvoir conclure que
la quinine agit d'abord sur la moelle en paralysant
les centres d'action réflexe, et en second lieu sur le cerveau où elle paralyse les centres de la sensibilité et du
mouvement volontaire. Nous montrerons bientôt qu'il y
e là non-seulement une erreur d'interprétation, mais encore une erreur de fait et d'observation, car il ne saurait plus être douteux aujourd'hui que c'est primitive-
ment et prédominemment sur le centre encéphalique
que la quinine exerce son action. Déjà ces erreurs avaient
été relevées par M. le professeur Gubler.

C'est dans le traité si consciencieux et si complet de
M. Briquet que l'on trouve en somme les indications les
plus précises sur l'état de la sensibilité à la suite de
l'ingestion de la quinine ; t encore, avons-nous hâte
de le dire, ne sont-ce là que de simples indications générales qui ne sauraient faire apprécier à sa véritable
valeur l'importance des effets spéciaux de l'alcaloïde
dont il s'agit, sur cette fonction du système nerveux.

« Quand on donne, dit M. Briquet, à un malade,
deux grammes de quinine, au lieu de la sédation lé-
ère, de la faible prostration observée, quand la dose
est minime, on observe de l'accablement, de la stupeur, de la somnolence, beaucoup de titubation, *un
état très-obtus de la sensibilité* ».... « et si enfin la dose de
a quinine a été très-forte : perte complète de connais-
lance, perte absolue de la vue et de l'ouïe, *insensibilité
de la peau.* »

On le voit, l'*insensibilité de la peau* est simplement notée sans insistance, sans commentaires, et comme si ce n'était là qu'un épiphénomène sans importance : d'ailleurs, le phénomène n'est indiqué que dans les cas, pour ainsi dire extrêmes, où il se trouve confondu avec la paralysie, presque le coma, enfin dans le cas où les effets toxiques de la substance sont sur le point de déterminer la mort de l'individu.

Les résultats de nos observations expérimentales ne permettent pas de douter de la réalité d'une influence constante de la quinine sur les phénomènes de sensibilité générale, en dehors même de l'action véritablement toxique de cette substance, et surtout en dehors des conditions extrêmes dont il est question plus haut.

En effet, s'il est vrai, ainsi que l'étude synthétique de nos expériences va plus clairement le démontrer, s'il est vrai que ces modifications de la sensibilité exigent pour se produire chez les animaux dont nous nous sommes servi, comme d'ailleurs chez l'homme, des doses élevées, il n'en est pas moins incontestable que le quinisme n'est pas, en ce cas, porté à son degré extrême, loin de là, et que l'administration de ces doses effectives est parfaitement compatible avec la conservation de la vie.

Il nous suffira de faire une rapide revue des résultats fournis par nos expériences, pour montrer le bien fondé de cette assertion.

Chez le lapin les phénomènes de sensibilité générale sont modifiés d'une façon constante par la dose de 50 centigrammes en injection sous-cutanée, et cette modification s'exprime par l'absence complète de toute réaction aux excitations périphériques.

L'expérience répétée sur le même animal avec la même dose et par le même procédé l'a laissé survivre jusqu'au troisième jour, avec les mêmes résultats du côté de la sensibilité générale.

La mort qui se produit le troisième jour s'explique suffisamment par l'accumulation réitérée de la substance médicamenteuse qui finit dans ces conditions par devenir toxique chez le même animal.

Chez le chien, le même résultat est réalisé, mais à la condition, ce qui se comprend facilement, en raison de la différence d'espèce et de force, à la condition de porter les doses à un taux plus élevé.

Deux cas se présentent à cet égard, celui dans lequel la quinine est introduite en injection sous-cutanée, et le cas où on la fait ingérer par l'estomac. Dans le premier la dose, pour produire un effet identique, est moindre, ce à quoi il fallait s'attendre ; la dose de un gramme, en moyenne, suffit en injection hypodermique, pour amener dans un temps qui varie entre trois quarts d'heure et une heure et demie, une abolition à peu près complète de la sensibilité générale.

Dans une de nos expériences en effet, (Exp. II), où il s'agit d'un chien de taille moyenne et du poids de 11 kilogrammes, il est expressément noté qu'à la dose de un gramme les modifications de la sensibilité générale étaient parfaitement accentuées, puisque l'animal était devenu à peu près complètement anesthésique et analgésique.

Dans le second cas, c'est-à-dire celui où la quinine

est absorbée par la voie digestive, une dose double est nécessaire pour produire le même résultat. Il faut, en effet, faire ingérer à un chien semblable au précédent (puisque, c'est celui-là même qui a servi de terme de comparaison) deux grammes de sulfate de quinine pour obtenir, non-seulement une atténuation, mais l'abolition à peu près complète des phénomènes de sensibilité générale.

Cette influence de la quinine sur la sensibilité périphérique est mise encore bien plus en évidence par le procédé expérimental qui consiste à introduire directement la substance dans le système circulatoire, c'est-à-dire le procédé par injection intra-veineuse. Il suffit alors d'arriver à la dose de soixante-quinze centigrammes, en procédant avec soin et par fraction de vingt-cinq centigrammes à la fois, pour réaliser une anesthésie profonde, non seulement immédiate, mais persistante, puisque durant vingt heures environ après l'expérience es phénomènes de sensibilité sont demeurés complètement émoussés; tellement l'impression de la substance sur les éléments organiques qui président à cette fonction est en ce cas marquée et durable.

L'injection intra-artérielle donne lieu à des effets identiques, avec cette particularité toutefois, très-digne d'attention dans l'espèce, que les modifications du côté des phénomènes sensitifs se produisent localement pour s'étendre de proche en proche à toute la phéripherie du corps. Ces modifications commencent dans la région qui a reçu la première, avec le sang en circulation, la substance injectée, c'est-à-dire dans le cas dont il s'agit (Exp. VI) du côté de la tête.

Cette localisation des phénomenes n'est pas sans inté.
rêt au point de vue pratique, et en la recherchant de près
on peut également la constater à la suite des injections
sous-cutanées.

Peut-être cette observation expérimentale est-elle de
nature à fournir une explication plausible de ce qui se
passe dans certains cas, comme celui dont la relation a
été récemment donnée et qui se rapporte à l'injection
sous-cutanée de bromhydrate de quinine.

Il s'agit d'un malade atteint de fièvre intermittente et
duquel M. le docteur Thaon (de Nice) a administré le
bromhydrate de quinine, soit à l'intérieur, soit par la
voie hypodermique, aux doses de 0,80 centigrammes à 1 gramme, durant plusieurs jours, sans aucun effet appréciable sur la fièvre; mais une des piqûres, faites à l'avant bras, vers le bord externe, à quatre travers
de doigt au-dessous du coude, et probablement au niveau d'une des branches antibranchiales du nerf mus-
culo-cutané, amena une anesthésie complète de la peau,
sur une zone de 12 centimètres de haut sur 6 de large;
a thermo-anesthésie fut elle-même un peu plus éten-
due. Un mois après la piqûre, cette anesthésie était restée telle qu'elle était au début. (*Nice-médical, janvier* 1877,
page 117 *et Bulletin thérapeutique*, n° du 28 février 1877).

En faisant toutes nos réserves sur cette persistance
exceptionnelle de l'anesthésie, nous avons cru utile de
approcher ce fait de nos observations expérimentales,
particulièrement de celle qui a trait à l'injection intra-
rtérielle, parce qu'il y a là une conformité d'effets re-
marquables.

L'influence de la quinine sur la sensibil ité générale

dans les conditions physiologiques dont il s'agit étant démontrée, et, cette influence se manifestant par l'atténuation progressive et jusqu'à l'abolition de cet acte fonctionnel, il y a lieu de se demander quel est le mécanisme de cette influence : deux hypothèses sont possibles physiologiquement ; où bien la conductibilité centripète des filets sensitifs est perdue momentanément ; ou bien le centre perceptif des impressions transmises a momentanément aussi cessé de fonctionner ; en d'autres termes, c'est dans une modification des propriétés fonctionnelles, soit du centre, soit du cordon nerveux, qu'il faut chercher la raison de ce résultat.

Dans le but de résoudre le problème, nous avons institué les expériences suivantes :

Expérience VII. — Injections sous-cutanées successives de 1 gr. et 50 centigr. de sulfate de quinine. — Abolition complète de la sensibilité générale. — Section du bulbe et respiration artificielle. — Conservation parfaite des réflexes.

Chien ayant servi déjà à plusieurs expériences, et choisi pour ce motif afin de comparer les résultats. (Voir les expériences 5 et 4.)

La sensibilité est très-vive.

2 heures 50. Injection sous-cutanée de 1 gramme de sulfate de quinine en solution dans 12 centimètres cubes d'eau.

Quelques instants après : vomissements.

3 heures 30. L'anesthésie est déjà prononcée à la région lombaire, nulle encore à la queue, aux membres, aux oreilles.

Nous faisons une nouvelle injection de 50 centigrammes de quinine en solution dans 6 centimètres cubes d'eau.

3 heures 45. Vomissements plus abondants qu'après la première injection.

Paralysie du train postérieur.

4 heures. Les piqûres à la région lombaire, aux membres posté-

rieurs, ne provoquent pas de manifestations de la part de l'animal.

Les membres antérieurs, la queue, les oreilles, sont encore sensibles.

4 heures 10. Accès convulsif, épileptiforme, qui cesse au bout de quelques instants.

4 heures 20. On attache le chien sur la table à expérience, et il est disposé pour la respiration artificielle qui est immédiatement pratiquée.

A ce moment, nous pouvons piquer profondément le tronc, les membres, sans amener chez le chien le plus petit mouvement. — De plus, de légères tractions faites sur le nef sciatique droit mis à nu ne provoquent qu'une très-légère réaction.

4 heures 30. Section du bulbe.

Nous constatons des mouvements réflexes dans les membres postérieurs. Quand, par exemple, la patte droite est pincée, une réaction se produit dans le membre du côté droit et dans le membre du côté gauche. — Ces mouvements s'observent à plusieurs reprises, sans nouvelle excitation.

De légères piqûres sur la peau de la région lombaire, du thorax, font aussi naître des mouvements réflexes très-nets. A la queue, ce phénomène est aussi d'une grande évidence.

Les réflexes sont encore plus marqués aux membres antérieurs qu'au tronc postérieur.

Tout mouvement, soit spontané, soit provoqué, a disparu du côté de la tête ; mais partout ailleurs les réflexes sont provoqués de la façon la plus nette et la plus facile.

Nous sectionnons alors le nerf sciatique du côté gauche, sans amener aucune réaction, mais si nous tirons sur le bout central du nerf, nous observons des mouvements étendus, non-seulement dans tout le train postérieur, mais jusque dans les membres antérieurs.

La dose massive de sulfate de quinine qui a été rapidement injectée dans le but d'amener un résultat parfaitement caractérisé, c'est-à-dire une sensibilitée abso. lue, a donné lieu aussi à une légère crise convulsive ;

mais cet accident n'a pas duré et l'expérience a pu être continuée dans les conditions où il convenait de se placer. Les résultats de cette expérience sont des plus nets et pourraient se passer de tout commentaire : avant la section du bulbe toute excitation périphérique reste sans réaction et sans réponse ; après la section bulbaire les excitations périphériques provoquent des réflexes parfaitement accentués.

Qu'est-ce à dire, si ce n'est que la conductibilité n'est point perdue dans le filet nerveux, qu'elle ne semble même pas être sensiblement modifiée, puisque les impressions non senties arrivent très-bien au centre médullaire ; elles arrivent évidemment de la même façon au centre encéphalique avant la section du bulbe et, si elles ne provoquent pas de réaction, à quoi cela peut-il tenir, sinon au défaut de fonctionnement du centre perceptif ?

Donc, c'est par son influence sur le centre perceptif que la quinine agit sur la sensibilité générale, de façon soit à l'atténuer soit à l'abolir.

Voilà une démonstration expérimentale positive.

Nous pouvons en donner une autre qui est en quelque sorte la contre-partie du procédé ci-dessus. Il est une substance, l'aconitine qui, ainsi que l'ont démontré MM. Laborde et Franceschini, agit sur la sensibilté périphérique en modifiant la propriété conductrice du filet nerveux lui-même. Eh bien ! voyons comment se passent les choses, en répétant avec l'aconitine l'expérience précédente réalisée avec la quinine.

Expérience VIII. — Injection sous-cutanée de 0,005 milligr
d'aconitine. — Abolition complète de la sensibilité générale. —
Section du bulbe et respiration artificielle. — Abolition complète
des réflexes.

9 mai, 3 heures 30. Nous faisons chez un chien de forte taille
une injection sous-cutanée de 0,005 milligrammes d'aconitine des
Pyrénées, en solution dans 6 centimètres cubes d'eau.

3 heures 40. La trachée est ouverte, et on pratique la respiration artificielle.

3 heures 45. L'anesthésie est profonde, les piqûres d'épingle
n'amènent pas la moindre réaction, et il faut enfoncer un scalpel
assez profondément pour produire une légère manifestation. Il faut
même lier assez fort sur le nerf sciatique droit mis à nu, et compris dans une anse de fil non serrée, pour amener des mouvements
dans les membres postérieurs et dans la queue.

4 heures 20. Section du bulbe.

Toute piqûre de la peau par les épingles n'amène aucune manifestation de la part du chien, et lorsqu'on tire sur le nerf sciatique,
on ne détermine qu'une faible réaction du côté de la queue.

4 heures 25. Le nerf sciatique gauche est à son tour mis à nu.
Lorsqu'on exerce sur ce nerf tout fraîchement dénudé une forte
traction, on obtient du côté périphérique une légère réaction dans
la patte, réaction qui d'ailleurs ne se reproduit pas.

4 heures 30. Il ne se passe plus aucun mouvement du côté de
la queue. Le cœur bat régulièrement. Aucune manifestation ne
répond à l'excitation du bout périphérique, et c'est à peine si l'on
peut observer un léger mouvement dans la patte gauche, lorsqu'on tire avec force sur le bout central.

4 heures 35. Le pincement et le tiraillement du nerf ne produisent plus aucune espèce de réponse.

Le cœur commence à devenir irrégulier.

4 heures. Le cœur ne bat plus.

Cette expérience pourrait se passer de tout commentaire, si elle ne suscitait en apparence une objection à
laquelle il est facile de répondre.

Ne pourrait-il se faire que le pouvoir excito-moteur de la moelle épinière ne fût dans cette circonstance aboli de façon à empêcher par conséquent l'action réflexe de se produire dans tous ses éléments, auquel cas la conductibilité du cordon nerveux ne pourrait plus être mise en jeu. Eh bien ! cette objection, tombe complètement devant ce fait que le pouvoir excito-moteur de la moelle n'est atteint par l'influence de l'aconitine qu'au moment extrême, c'est-à-dire presque au moment de de la mort de l'animal. Jusqu'alors en effet, il est facile de s'assurer que l'excitabilité propre du cordon médullaire a conservé toute sa vivacité.

§ II. — *Effets sur la température et les phénomènes vaso-moteurs..*

Les détails circonstanciés dans lesquels nous sommes entré à propos de chacun des faits qui précédent, nous dispensent de nous étendre ici de nouveau sur les modifications que la quinine imprime à la température animale.

Ces modifications sont d'ailleurs très-nettement exprimées, sur les courbes qui accompagnent nos observations, et il est permis de les résumer d'un mot : c'est que la température éprouve constamment sous l'influence de l'alcaloïde une chute plus ou moins considérable. Il y a, à cet égard, une relation assez étroite entre cette chute et l'atténuation des phénomènes de sensibilité : c'est ce que le tableau n° 1 indique de la façon la plus nette. C'est d'ailleurs là, en ce qui concerne la température, un fait qui est d'accord avec la plupart des observations cliniques et expérimentales faites avant nous. Il serait superflu d'y insister d'avantage.

Un point important de notre étude eût été celui qui se rapporte à l'action de la quinine sur le système circulatoire et en particulier sur les mouvements cardiaques. Mais c'est une question qui à elle seule demanderait un travail complet. Le temps et l'espace dont nous disposons ne nous permettent pas de l'aborder. D'ailleurs des recherches considérables ont été entreprises et réalisées sur ce point particulier et notamment par le docteur Vincenzo Chirone, et il y a de telles divergences, de telles contradictions entre les résultats obtenus à ce sujet, par les divers auteurs qui s'en sont occupés, qu'il conviendrait d'entreprendre toute une étude critique avant de le traiter au fond. Ce labeur, nous le répétons, ne saurait convenir à ce modeste essai.

Qu'il nous soit donc permis, pour le moment, de renvoyer à nos observations expérimentales et à nos tracés, pour tout ce qui concerne les modifications du cœur, du pouls et de la circulation en général. Il nous suffira de remarquer que, dans la plupart de ces observations, l'effet constant de la quinine, même aux doses les plus élevées que nous ayons employées, a été une accélération des battements du cœur et par conséquent du pouls.

Mais il n'est pas douteux que cette accélération coïncide avec une variation dans la pression sanguine dont la cause paraît résider, tant dans les modifications de l'organe central de la circulation, que dans celles qu dépendent de l'action de la quinine sur les vaso-moteurs.

A ce dernier point de vue l'expérience suivante nous a paru présenter quelque intérêt.

Exp. IX. — Section du sympathique, 1ᵉʳ lapin : injections sous-cutanées et successives de 0,25 centigr. est de 0,50 centigr. de sulfate de quinine; 2ᵉ lapin injections sous-cutanées et successives de 0,50 centigr. et de 0,75 centigr. de sulfate de quinine. — Effets sur les phénomènes vaso-moteurs.

Dans une première expérience, il s'agit d'un lapin dont le filet cervical du grand sympathique gauche a été coupé, il y a près d'un an. Actuellement, la différence de température et de rougeur qui existe entre l'oreille du côté sain, et l'oreille du côté lésé, est peu sensible ; cependant l'oreille gauche est certainement plus rouge et plus chaude que l'oreille droite.

Le 11 avril, à 4 heures 25, nous faisons chez ce lapin, une injection de 0,25 centigr. de sulfate de quinine, sous la peau de la région lombaire.

A 2 heures 30, *l'oreille gauche* est devenue de beaucoup plus rouge qu'avant l'injection, et l'oreille droite semble un peu plus pâle.

A 6 heures, la différence de température et de rougeur reste aussi sensible.

Le lendemain, 12 Avril, les oreilles ont repris leur aspect primitif; nous continuons ce même jour l'expérience, mais avec une dose de 0,50 centigr. de sulfate quinine, et cette fois nous obtenons encore les mêmes résultats que la veille, mais cependant d'une façon moins accentuée.

Le 14 avril, cette expérience est répétée chez un autre lapin, mais dont, cette fois, le filet cervical du grand sympathique est sectionné immédiatement sous l'injection du sulfate de quinine.

A 3 heures 45. Le sympathique droit est coupé à la région cervicale.

A 4 heures, l'oreille droite est de beaucoup plus rouge et plus chaude que l'oreille gauche.

A 4 heures 30, injection de 0,50 centigr. de sulfate de quinine.

· A 4 heures 45. La différence de température et de rougeur est manifestement plus accentuée qu'avant l'injection, et non-seulement l'oreille droite est devenue plus rouge, mais celle du côté gauche est un peu plus pâle.

Enfin le 16 avril, chez ce même lapin dont l'oreille du côté droit est restée bien plus chaude qu'à gauche, nous faisions à 4 heures une injection sous-cutanée de 0,75 centigr. de sulfate de quinine.

Presque immédiatement après cette injection, l'oreille droite pâlit, puis redevient plus rouge, et enfin, après certaines fluctuations, reste constamment aussi pâle qu'avant la section du sympathique.

Du côté sain, la rougeur augmente pendant quelques instants, puis après des alternatives de rougeur et de pâleur, l'oreille reprend son aspect primitif, et à 6 heures, c'est-à-dire 2 heures après l'injection, les deux oreilles présentent la même vascularisation.

Ces faits démontrent, si nous ne nous abusons, qu'à la dose de 0.25 centigrammes et à celle de 0,50 centigrammes, c'est-à-dire à des doses qui ne sont pas toxiques pour l'animal dont il s'agit, il y a plutôt augmentation de la force de propulsion du cœur, car il y a dans nos expériences, à n'en pas douter, afflux plus considérable du sang dans les vaisseaux paralysés ; mais quand la dose est est plus élevée, quand par exemple nous injectons 0,75 centigrammes de sulfate de quinine, et cette fois, la dose est toxique, les phénomènes changent, la quantité de sang diminue sensiblement dans le calibre des vaisseaux paralysés par la section du grand sympathique, et par conséquent le cœur, ne conserve plus à ce moment sa force de propulsion normale.

Mais c'est là un point sur lequel nous n'insistons pas et que nous n'avons voulu toucher qu'en passant.

CHAPITRE II.

De l'action de la quinine sur les fonctions de l'utérus en état de gestation.

SECTION I.

Historique.

La quinine a-t-elle une action spéciale sur les fonctions de l'utérus en état de gestation? C'est là une des questions les plus controversées: pour les uns, l'action de la quinine sur l'utérus n'est pas douteuse, elle serait même le moyen le plus sûr de provoquer l'avortement; pour les autres, le sulfate de quinine ne possède pas d'action particulière comme agent abortif, et toutes les fois même que ce médicament sera indiqué dans le cours de la grossesse, contre quelque maladie intercurrente, ce sera, d'après eux, le meilleur prophylactique de l'avortement.

Ce sont là deux affirmations extrêmes, mais entre elles viennent se ranger toute une série d'opinions, se rapprochant de la première, où tendant à confirmer la seconde.

Un exposé rapide de ces travaux prouvera qu'il n'était pas inutile d'entreprendre quelques recherches expérimentales, pour essayer d'élucider une question aussi importante, mais sur laquelle il existe tant d'opinions contradictoires.

En 1845, Petit-Jean médecin à Seurre (Côte-d'Or). annonce que la quinine à la dose d'un gramme détermine souvent l'avortement.

Hubert Rodrigues, Delmas, Majou ne veulent pas roire à cette action abortive, et Thezet de Rochefort vient bientôt (1846) rassurer les praticiens en déclaran que dans une pratique de 33 ans, au milieu de pays ma récageux où les fièvres sont endémiques, jamais il n'a observé un seul cas d'avortement par le sulfate de quinine.

La même année le docteur Ebrard de Bourg, et le docteur Alamo de Loria del Rio en 1848, Gorgio Cabollero, Agortinacchio en 1853, viennent apporter de leur coté plusieurs faits à l'appui de l'opportunité du traitement des femmes enceintes atteintes de fièvre, par la quinine.

Briquet se contente de citer les auteurs dont nous venons de parler, et de rappeler le fait de la rhumatisante de Sandras, qui voyait ses menstrues devancer de 8 à 15 jours à chaque administration de quinine, un cas semblable qui lui est personnel, et enfin l'opinion de Tilt, qui espère à l'aide de la quinine provoquer et régulariser la congestion utérine.

En Amérique, la question parut un moment résolue; c'est ainsi que plusieurs médecins américains et entre autres Corhan, John Lewis, déclarèrent avec le docteur Waren, que la quinine était un excellent moyen de stimuler la contraction de l'utérus.

Puis, on semble avoir pendant quelque temps abandonné l'étude de ce côté de l'action physiologique de la quinine.

Mais en 1871, le Dr Monteverdi vient proclamer le sulfate de quinine supérieur au seigle ergoté comme excitant spécial des contractions utérines, « à la dose de 1 gramme à prendre en 3 ou 4 fois en 2 heures, cet

alcoloïde déterminerait immédiatement des contractions dans le cas d'atonie de l'utérus »

La même année, Dubouë de Pau dans une lettre en-
voyée à l'*Union médicale,* tout en admettant l'action
excito-motrice de la quinine, émet cette opinion que
1 gramme de quinine par jour n'est pas capable de
provoqner l'avortement, et le Dr Bouqué (*Union médicale,* 1872) annonce qu'il a pu vaincre l'inertie de l'uté ·
rus avec 1 gramme 25 de quinine.

Bientôt, contrairement à leurs devanciers, plusieurs
médecins américains (*Dictionnaire annuel du progrès des
sciences médicales*, 1872) dont la plupart exercent dans
des pays marécageux : James Bordley, Brown, Erickson,
Harris, Seeds, Rutland, apportèrent des faits négatifs,
le docteur Seeds entres autres donne une observation
bien intéressante d'une jeune mulâtresse enceinte qui
ayant pris 60 à 80 grains de quinine pour faire revenir
ses règles, n'en accoucha pas moins quatre mois plus
tard d'un énfant bien portant.

En 1873, parait une thèse du Dr Magnin, ancien in-
terne des hôpitaux de Lyon, sur l'action de la quinine
sur les fibres musculaires lisses, thèse dans laquelle
sont consignées un assez grand nombre d'observations
dues à MM. Duboué, Cauterman, Horand, Eaton, Da-
nielli, Bianchi, et dans lesquelles le sulfate de quinine
a amené soit des menaces d'avortement, soit l'avortement, lui-même ; puis viennent plusieurs faits
d'inertie utérine combattue par le même médicament, de métrorrhagies arrêtées de la même manière.
Nous parlerons tout à l'heure des quelques expériences sur les animaux consignées dans cette thèse.

Puis parait le travail du Dr Burdel, dans les Annales de gynécologie. — Dans cette étude, l'auteur ne nie pas l'action élective de la quinine sur l'utérus ; il donne même une observation démontrant que la quinine par ses propriétés toniques et son action contractile, est à la fois hémostatique et antiabortive : sa conclusion est que la quinine ne fait pas avorter.

Nous arrivons à une thèse de M. Plantard, soutenue en 1875, sur l'emploi de la quinine durant la grossesse. Cet auteur apporte quatre observations d'avortement par cet alcoloïde, mais nous devons dire, en passant, que la 2e et la 4e nous semblent bien peu probantes.

Enfin, dans une leçon clinique, le docteur Chiara, combattant la propriété abortive de la quinine, tire de 40 observations les conclusions suivantes :

1° Le sulfate de quinine ne possède pas d'action particulière comme agent abortif.

2° Dans l'accouchement prématuré, il ne mérite aucune confiance.

3° Dans les cas de travail languissant, irrégulier ou interrompu il ne sera pas prudent de compter sur son action.

4° Toutes les fois que le sulfate de quinine sera indiqué dans le cours de la grossesse contre quelques maladies intercurrentes, ce sera là, le meilleur prophylactique de l'avortement.

Section II

Exposition des faits.

Dans tous ces travaux, l'étude a porté, presque sans exception sur des femmes enceintes, atteintes de fièvre intermittente, et c'est là sans doute la raison des contradictions nombreuses que nous avons signalées.

Pour nous, la fièvre intermittente est capable d'amener l'avortement, puisqu'il est certain que le fœtus peut subir son influence dans le sein de la mère. Des faits assez nombreux le prouvent : tels sont les cas de Stokes, Pitre-Aubonais, de Schurig, d'Hoffmann et Russel, de Playfair, de Duchek, de Desormaux, de Simpson...

D'un autre côté, Trousseau, Grisolle, Cazeaux, Joulin, Griesinger. regardent comme certaine cette action de la fièvre sur le fœtus.

Si d'un côté le sulfate de quinine possède réellement un pouvoir abortif, de l'autre il supprime, en combattant la fièvre, une cause d'avortement. La question, comme on le voit, ne cesse pas d'être très-complexe ; aussi n'est-il pas, croyons-nous, sans utilité de se placer dans des conditions plus simples si l'on se donne pour but d'élucider cette question tant controversée de l'influence de la quinine sur les fonctions de l'utérus.

Mais nous ne voulons pas aller plus avant dans cette question et nous nous contenterons, après avoir rappelé les quelques expériences sur les animaux, dues à M. Magnin, de Lyon, et à M. Rancilli, de Caen (1873), d'exposer les nôtres.

Voici d'abord les deux observations de M. Rancilli :

1º Dans le premier cas il s'agit d'une chienne épagneule couverte depuis 80 jours et ayant un retard de 15 au moins ; — Paraplégie, écoulement mucoso-purulent par la vulve, déterminé par le séjour prolongé des petits morts dans la matrice. — 4 grammes de seigle ergoté en produisent aucun effet ; le surlendemain 0,05 centigrammes de sulfate de quinine sont donnés de demi-heure en demi-heure. Dès la huitième dose, de violentes contractions, et la chienne met bas trois chiens morts.

2° Une chienne boule avait été couverte par un boule-dogue. Le volume énorme de la bête faisait craindre pour ses jours. On donne 0,10 centigrammes de sulfate de quinine de demi-heure en demi-heure. Au bout de trois heures la chienne mettait bas six petits chiens vivants.

Les expériences de M. Magnin sont au nombre de trois :

1° A une lapine couverte depuis quinze jours, il fait cinq injections de 0,15 centigrammes de sulfate de quinine, de 10 heures à 4 heures, et par conséquent il injecte 0,75 centigrammes de l'alcaloïde : — La lapine meurt, et dans l'utérus on trouve des fœtus gros comme des noisettes.

2° Chez une lapine couverte depuis 14 ou 15 jours, on fait à huit heures une première injection de 0,05 centigrammes de sulfate de quinine. Une seconde injection de 0,05 centigrammes à 8 heures et demie, puis à 9 heures, à 9 heures et demie, et enfin tous les quarts-d'heure, jusqu'à ce qu'on ait injecté 90 centigrammes. — Il n'y eut pas d'avortement.

3° Enfin dans la troisième expérience, il s'agit d'une lapine couverte depuis 24 ou 25 jours. De 8 heures et demie à 11 heures on injecte sous la peau 0,50 centigrammes de sulfate de quinine, en donnant chaque fois 0,05 centigrammes.

A 2 heures on fait deux nouvelles injections, chacune de 0,05 centigrammes. En tout, on a donc donné 0,60 centigrammes : à 4 heures la lapine fait quatre petits lapins morts.

Nous arrivons maintenant à nos expériences :

Exp. X. — Injection sous-cutanée de 0,25 centigrammes de sulfate de quinine chez une femelle de cochon d'Inde pleine pour la première fois. — Avortement.

Le 27 février, à 5 h. 45. Injection sous la peau de la région lombaire de 0,25 centigrammes de sulfate de quinine chez une femelle de cochon d'Inde pleine pour la première fois. (Une goutte d'acide sulfurique est ajoutée pour favoriser la solution.)

6 h. 30. Rien de particulier n'a encore été noté.

Le lendemain 28 février. Aucune anomalie dans la marche. La sensibilité est obtuse.

A 4 heures. Expulsion d'un fœtus mort. Le placenta sort en même temps.

4 h. 5. Expulsion d'un second fœtus et de son placenta; chez celui-ci nous observons quelques mouvements thoraciques pendant une dizaine de secondes; néanmoins ses poumons ne surnagent pas. Il manque au moins 8 jours pour que ces fœtus soient à terme.

Les jours qui suivent, nous ne notons rien d'anormal.

5 mars. Au lieu de la piqûre, plaque de gangrène large comme une pièce de cinq francs; au bout d'un mois, du reste, cette plaie est complètement cicatrisée.

Exp. XI. — Injection sous-cutanée de 0,50 centigrammes de sulfate de quinine en 2 fois et à 2 jours d'intervalle chez une femelle de cochon d'Inde. — Avortement.

Le 27 février à 4 h. 30. Première injection de 0,25 centigrammes de quinine dans 2 centimètres cubes d'eau.

6 h. 20. Paralysie marquée du train postérieur. Agitation considérable.

Le lendemain 28 février. Légère insensibilité dans le train postérieur. La paralysie est moins marquée qu'hier.

A 3 h. 30. Deuxième injection de 0,25 centigrammes de sulfate de quinine.

A 4 h. 30. Même état à peu de chose près qu'avant l'injection.

1er mars. Le cochon d'Inde a avorté pendant la nuit, les 2 fœtus paraissent avoir l'âge de ceux que nous avons observés dans l'expérience précédente.

3 mars. Le cochon d'Inde meurt dans la nuit du 2 au 3 mars.

Autopsie : Les poumons présentent un emphysème généralisé avec quelques points ecchymotiques.

Utérus : Corne gauche très-volumineuse, très-congestionnée.

Exp. XII. — 5 mars. Injection sous-cutanée chez une femelle de cochon d'Inde, de 0,10 centigrammes de sulfate de quinine. — Mort.

3 heures 45. Injection de 0,10 centigr. de sulfate de quinine dans 2 centim. cube d'eau.

Dupuis.   4

6 mars. Nous notons un peu d'agitation, quelques cris de temps en temps.

7 mars. Mort pendant la nuit.

Autopsie. — Deux fœtus dans la corne droite, un peu moins développés que ceux des jours précédents.

Parois de l'utérus très-minces. Le canal utéro-vaginal dur sous le doigt. Le col n'est pas dilaté et n'est pas dilatable. Il reste de l'eau dans les poches amniotiques, et les placentas ne sont pas détachés des parois utérines.

Poumons emphysémateux mous dans le cœur droit.

Pas de lésions dans les organes pouvant expliquer la mort.

Exp. XIII. — Injection sous-cutanée successive et journalière de 0,20 centigr., 0,25, centigr., 0,30 centigr., 0,40 centigr. de sulfate de quinine chez une lapine.

17 mars à 5 heures. Première injection de 0,20 centigr. de quinine en solution dans 5 centim. cubes d'eau.

19 mars à 5 heures. Deuxième injection de 0,25 centigr. de sulfate de quinine.

20 mars à 3 heures. Troisième injection de 0,30 centigr. de sulfate de quinine.

21 mars à 5 heures. Quatrième injection de 0,40 centigr. de sulfate de quinine.

22 mars. L'introduction de quelques gouttes de liquide dans la trachée amène la mort immédiate de l'animal.

Autopsie. — Nous trouvons dans l'utérus huit fœtus morts, d'une longueur de 0,05 centimètres.

Un de ces fœtus est engagé dans le vagin complètement débarrassé de ses membranes. Dans la loge qu'il a quittée nous trouvons le placenta.

Exp. XIV. — Injections sous-cutanées de 0,60 centigr. de sulfate de quinine le 21 mars, de 0,75 centigr. le 28 mars, de 0,75 centigr. le 23 avril, chez une chatte. — Avortement.

Le 21 mars à 4 heures 30. — Injection sous la peau de la région lombaire de 0,60 centigr. de sulfate de quinine en solution dans 6 centim. cubes d'eau.

5 heures 40. — Anhélation extrême. vomissements, sensibilité très-émoussée.

28 mars, Injection de 0,75 centigr. de sulfate de quinine.

Peu de temps après, stupeur, diminution considérable de la sensibilité. — On n'arrive à faire sortir le chat de sa stupeur ni en tirant les poils de la face, ni en pinçant fortement la queue.

5 avril. Plaies très-étendues dans les points où ont été faites les injections.

23 avril. Injection de 0,75 centigr. de sulfate de quinine en solution dans 12 centim. cubes d'eau,

25 avril, à midi. Naissance de quatre petits chats vivants.

26 avril. Deux des petits chats ont succombé.

27 avril. Les quatre petits chats survivants ont succombé à leur tour.

29 avril. La mère, qui depuis deux jours avait disparu, est trouvée morte.

Autopsie. — Les cornes de l'utérus sont pleines de pus.

EXP. XV. — Injection sous-cutanée de 0,50 centigr. de cinchonine chez une lapine.

Il s'agit d'un lapin chez lequel nous avons fait, dans un autre but, une injection de 0,50 centigr. de chlorhydrate de cinchonine, et dont l'observation sera relatée plus loin tout au long. (Exp. XVI.)

L'injection fut pratiquée le 11 avril à 4 heures 15, et le lapin ayant succombé le lendemain à 6 heures 40, nous trouvâmes dans les cornes de l'utérus huit fœtus donnant à cet organe la forme d'un chapelet à grains du volume d'une grosse noisette.

Ces expériences sont en trop petit nombre pour que nous ayons le droit d'en tirer une conclusion. Nous pensons cependant, qu'à elles seules elles peuvent faire regarder, comme très-probable, l'action abortive de la quinine, du moins à une période assez avancée de la gestation ; mais si l'essai que nous avons fait n'est pas de nature à résoudre définitivement le problème, nous espérons du moins que les résultats positifs que nous avons obtenus engageront à pousser plus loin cette étude si intéressante et si utile, que, pour le moment du moins, nous avons le regret de ne pouvoir continuer.

CHAPITRE III.

DE L'ACTION COMPARÉE DE LA QUININE, DE LA CINCHONINE ET DE LA CINCHONIDINE.

Pressés par le temps, nous nous voyons à regret dans l'obligation de donner nos expériences sur la cinchonine et sur la cinchonidine, sans les accompagner de commentaires; nous aurions voulu surtout insister sur ce point que la quinine, contrairement à l'opinion générale, présente beaucoup moins de danger que la cinchonine et la cinchonidine. Mais, dans quelque temps, nous espérons reprendre plus au long toute cette étude qui, comme on pourra s'en convaincre, en lisant les expériences qui suivent, présentent tant d'intérêt au point de vue pratique.

Nous avons injecté, à un lapin d'abord, du chlorhydrate de cinchonine; puis ce même sel a été injecté sur des chiens. (Exp. 17 et 18.)

L'expérience n° 19 porte sur l'action du sulfate de cinchonine.

Enfin, dans le dernier de nos faits expérimentaux, nous avons étudié les phénomènes produits par l'injection sous-cutanée de la cinchonidine.

Qu'il nous soit permis d'appeler principalement l'attention sur les effets que nous avons constamment observés du côté de la calorification et du côté des fonctions du système nerveux, effets sur lesquels nous nous sommes surtout étendu dans la relation de nos expériences.

Exp. XVI.— Injection sous-cutanée de 50 centigrammes de chlorhydrate de cinchonine. —· Action sur la calorification et sur le système nerveux.

Lapin vigoureux, bien portant. T. 39,4.

Le 11 avril à 4 h. 15 : injection sous-cutanée de 50 centigrammes de chlorhydrate de cinchonine en solution dans 10 centimètres cubes d'eau.

4 h. 30. Pupilles dilatées; respiration haletante. Temp. 38,7.

4 h. 40. Après avoir eu quelques mouvements convulsifs, le lapin tourne rapidement sur lui-même puis tombe sur le côté la tête renversée en arrière. Au bout de quelques secondes il peut se relever, mais il ne se tient qu'avec peine sur ses pattes.

4 h. 50. Mouvements convulsifs limités à la tête. Le lapin marche en se traînant sur le ventre, se poussant en avant à l'aide du train postérieur.

5 heures. Quand on excite l'animal il cherche à fuir; il peut encore imprimer quelques mouvements à ses pattes de derrière, mais le train antérieur reste inerte.

5 h. 25. Convulsious générales. Le cou est fortement contracturé.

5 h. 30. Secousses continuelles dans les membres; mâchoires énergiquement serrées.

5 h. 45. Temp. 37, 4.

6 heures. Accès convulsif très-violent, pendant lequel les membres sont fortement contracturés.

Le lendemain 12 avril, nous trouvons le lapin couché sur le côté droit, le cou renversé en arrière, et présentant quelques rares convulsions. Il suffit de toucher l'animal pour les rendre un peu plus actives.

La sensibilité n'est pas entièrement supprimée, et quand on excite le lapin, il fait quelques mouvements comme pour se soustraire à la douleur.

Pupilles fortement dilatées.

La température n'arrive pas à 30°.

3 h. Mis sur le côté gauche, l'animal a de la tendance à se replacer sur le côté droit.

4 h. 45. Accès tétanique suivi d'une résolution complète pendant laquelle on peut toucher la cornée sans amener de clignement de la paupière.

Temp. 28°.

6 h. Quand on appuie fortement sur la queue, le lapin fait encore de légers mouvements.

Il secoue les oreilles quand on les pince.

Temp. 25,5.

6 h. 30. La respiration cesse. Temp. 25°. — Mort.

Autopsie. Cerveau : Injection des enveloppes cérébrales.

Congestion des poumons.

Caillots passifs dans le cœur.

L'estomac paraît sain.

Dans l'utérus, fœtus de la grosseur d'une noisette.

Exp. XVII. — Injection sous-cutanée de 75 centigrammes de chlorlydrate de cinchonine. — Action sur la température et sur le système nerveux.

Chien de forte taille (12 kilos).

6 avril. 1 h. 40. Injection de 75 centigrammes de chlorhydrate de cinchonine en solution dans 10 c. c. d'eau.

Avant l'injection. Cœur 80. Resp. 18. Temp. 39.

A 2 heures. Cœur 80. Resp. 14. Temp. 38,9.

Les pupilles sont dilatées; léger tremblement.

La sensibilité est aussi vive qu'avant l'injection.

2 h. 30. Cœur 100. Temp. 38,1.

Respiration très-irrégulière et bruyante.

Légères convulsions.

2 h. 45. Accès épileptiforme. Le chien est couché sur le côté, Opistotonos. La gueule largement ouverte est remplie d'écume, les membres antérieurs allongés, les membres postérieurs fléchis.

Au bout de quelques secondes l'animal se relève et fait un brusque mouvement de recul, puis se couche et pousse quelques grognements.

Son air est égaré. Le tremblement persiste.

3 h. 15. Temp. 37,9.

La sensibilité est conservée.

Faiblesse considérable des membres postérieurs.

Tout mouvement convulsif a cessé.

4 h. 30. Cœur 100. Resp. 16. Temp. 38,2.

5 h. 45. Cœur 100. Resp. 14. Temp. 38,1.

Le lendemain, le chien est revenu à son état normal.

La temp. est de 89,2.
Le cœur bat 80. La respiration est à16

Exp. XVIII. —ʼInjection sous-cutanée de 1 gr. de chlorhydrate de cinchonine. Action sur la température et sur le système nerveux. Chien robuste du poids de 11 kilos.

Le 4 avril à 2 heures 10. Injection sous-cutanée de 1 gr. de chlorhydrate de cinchonine en solution dans 12 cent. cubes d'eau : avant l'injection : Cœur 72. Resp. 16. Temp. 38,6.

A 2 heures 40. Cœur 100. Resp. 37,8. Le Pouls est faible, la respiration régulière ; au moment où le chien est remis à terre, il pousse un cri, puis est pris de convulsions violentes, présentant les caratères suivants : opisthotonos, gueule ouverte, remplie d'écume, membres antérieurs allongés, membres postérieurs fléchis. Cette crise dure quelques secondes, puis l'animal va à reculons jusqu'au fond de la salle :
Nouvelle attaque, puis recul.

Bientôt les accès se régularisent, arrivent de 20 secondes en 20 secondes, commençant par des convulsions cloniques, et une forte flexion du cou. Le chien est couché sur le côté droit.

Nous comptons jusqu'à 3 heures 28 accès épileptiformes.

Quand on marche sur la queue, l'animal semble faire des efforts pour se retirer.

3 Heures 10. Les accès se rapprochent ; et se terminent par une contracture excessive des 4 membres.

3 heures 25. Salivation abondante.

Les accès épileptiformes ont cessé, mais ils sont remplacés par des convulsions continuelles, interrompues par quelques secousses plus énergiques pendant lesquelles les membres postérieurs s'allongent, les membres antérieurs restant constamment dans l'extension.

La respiration reste régulière.

Le chien mâchonne continuellement.

3 heures 35. Secousses rhythmiques très-régulières et très-rapprochées dans les membres et dans le cou. Les membres antérieurs étendus, mais non contracturés. Les membres postérieurs plus ou moins fléchis s'agitent énergiquement.

Quand on appuie fortement sur la queue, de tout le poids du corps, on fait grogner l'animal. Salivation énorme..

5 heures 45. Le chien reprend trois accès semblables à ceux du début et suivis d'une résolution musculaire complète. Anhélation extrême. Respiration diaphragmatique. La salivation a cessé. Ils fait entendre des plaintes continuelles, et les grognements deviennent plus accusés quand on marche sur la queue.

Cœur 160. Respiration 56. Température 39,9.

6 heures 35. Contracture de tout le corps pendant quelques secondes, après quoi nous observons quelques légers mouvements convulsifs. Le cœur cesse de battre. Mort.

Autopsie. Poumons fortement congestionnés, surtout du côté droit.

Caillots mous, principalement dans le cœur droit.

Cerveau-moelle : A la vue, on ne constate qu'une congestion très-accusée des enveloppes du bulbe.

Exp. XIX.—Injections sous-cutanées et successives de 0.50 centigrammes, 0.75 centigrammes et 1 gramme de sulfate de cinchonine. Action sur le système nerveux et la température.

Chien du poids de 6 kilogr. 500.

Le 20 avril, à 2 heures 35. Injection sous-cutanée de 0.50 centigrammes de sulfate de cinchonine en solution dans 8 centimétres cubes d'eau.

Avant l'injection, cœur 88. Resp. 18. Temp. 39,4.

3 heures. Cœur 120. Resp. 40. Temp. 38,8. Les pupilles sont fortement dilatées. Le chien semble égaré et présente, de temps en temps, des secousses comme électriques spontanées, mais qu'on peut amener aussi en touchant légèrement l'animal, et même en frappant du pied à côté de lui.

3 heures 40. Accès épileptiformes. Le chien pousse un cri, puis tombe, la gueule remplie d'écume, agité de violentes convulsions, qui ont surtout le caractère tétanique, puis arrive, avec beaucoup de peine, à se remettre sur ses pattes.

4 heures. Cœur 120. Respiration 36. Température 37°. Secousses dans tout le corps de l'animal, comme au début de l'expérience ; elles sont spontanées, mais provoquées aussi par le plus léger bruit. Il faut appuyer très-fortement sur la queue pour faire grogner le chien. Les piqûres, après avoir amené une secousse brusque, ne déterminent plus de réaction.

4 heures 45. Cœur 120. Respiration 32. Température 36,8.

4 heures 50. Nouvel accès épileptiforme.

5 heures 40. Cœur 135. Respiration 24. Température 37°. Les piqûres même profondes n'amènent pas de réaction appréciable ; mais il suffit d'appuyer légèrement avec le pied sur la queue et les pattes pour faire crier le chien.

6 heures. La faiblesse du train postérieur persiste. Les membres sont un peu contracturés.

6 heures 30. La sensibilité est revenue aussi vive qu'avant l'injection. Les pupilles sont toujours dilatées. Temp. 37,3,

Le lendemain 21 avril, la température est revenue à 39,4. Le cœur bat 80. La respiration est à 18.

Après trois jours de repos, l'animal est remis en expérience le 24 avril.

Cœur 80. Respiration 16. Température 39,7.

A 2 heures 15, injection de 0,75 centigrammes de sulfate de cinchonine en solution dans 12 centimètres cubes d'eau.

2 heures 45. Cœur 120. Respiration 22. Température 38,3.

3 heures. Convulsions analogues à celles que nous avons obtenues le 20 avril, mais les accès sont plus rapprochés.

4 heures. Depuis un instant les convulsions cloniques dominent, et dans l'intervalle des accès nous observons des secousses précédées d'un tremblement fibrillaire dans les membres postérieurs.

5 heures. Les convulsions sont presque continuelles et interrompues de temps en temps par des accès tétaniques présentant tou jours le même caractère. Cri initial, cou renversé en arrière, membres antérieurs étendus, membres postérieurs fléchis d'abord, puis étendus, écume à la gueule. Le cœur bat 200 fois à la minute.

Tendance à la rotation, c'est-à-dire que le chien, couché sur le côté gauche, cherche à se remettre sur le côté droit.

La sensibilité est presque nulle.

6 heures. Température 38.

25 Avril. Le lendemain, les convulsions ont cessé ; l'animal est dans une sorte de stupeur, les pupilles sont très-dilatées. La température est à 37,8.

A l'aine gauche, dans la région où a été faite la première injection, abcès volumineux.

Le chien est laissé en repos jusqu'au 30 avril. Nous faisons alors à 2 heures 5, une troisième injection de sulfate de cinchonine, et cette fois nous donnons un gramme de l'alcaloïde, en solution dans 12 centimètres cubes d'eau.

Les convulsions ont commencé vingt-cinq minutes après l'injection, présentant toujours les mêmes caractères, mais plus rapprochées que les jours précédents.

Deux injections sous-cutanées de 0,25 centigr. de chlorhydrate de morphine faites l'une à 3 heures, l'autre à 4 heures, n'ont pas fait diminuer les accès convulsifs, à 6 heures : Le chien a toujours de violents accès, très-rapprochés, et ramenés, mais non constamment, par une excitation même légère.

L'animal a succombé dans la nuit .

Exp. XX. — Injections sous-cutanées et successives de 0,25 centigrammes 0,50 centigr. 0,75 centigr. et 1 gr. de cinchonidine.

Chien vigoureux du poids de 10 kilos 500.

Le 5 mai à 4 heures : injection de 0,25 centigr. de cinchonidine en solution dans 6 cent. cubes d'eau et deux gouttes d'acide sulfurique pour favoriser la solution. Avant l'injection : cœur 80. Resp. 16. T. 40,3.

5 heures 10. La température n'a pas changé. Le cœur bat maintenant 120 à la minute. Nous n'avons observé aucune modification du côté de la sensibilité.

5 heures 15. Nouvelle injection : la dose est portée à 0,50 centigrammes.

5 heures 30. Léger frémissement musculaire surtout dans les muscles de la face. Cœur 120. Resp. 16. Temp. 39,4.

5 heures 35. Les secousses musculaires vont en s'accusant de plus en plus et prédominent dans le cou ; miction.

5 heures 40. Accès convulsif épileptiforme en tout semblable, quoique moins violent, à ceux que produit la cinchonine :

Après cet accès, le chien reste comme hébété, tremblant, l'écume à la gueule, le train postérieur à demi-paralysé.

6 heures. L'anesthésie est considérable : le chien ne semble pas sentir les piqûres d'épingle et il faut marcher sur les pattes avec force, pour que l'animal cherche à les retirer.

6 heures 15. Le pouls est excessivement faible. La température est à 38, elle a baissé de 2 degrés 3 dixièmes depuis le commencement de l'expérience. La respiration n'a pas subi de modifications.

Le surlendemain, 7 mai, le chien est remis en expérience :

Cœur 80. Resp. 16. Temp. 40. La sensibilité est revenue à son état normal.

2 heures 45. La dose est portée à 0,75 centigr. de cinchonidine en solution dans 12 cent. cubes d'eau.

Immédiatement après le chien se couche et se met à trembler.

3 heures. Cœur 110. Resp. 18. Temp. 39,4.

3 heures 15. Secousses musculaires comme électriques revenant peu près toutes les cinq secondes.

3 Heures 20. Ces secousses sont plus violentes du coté de la tête. Le chien semble faire des mouvements de salut très-réguliers.

Ces secousses deviennent plus énergiques quand on excite l'animal.

3 h. 40. Deux accès semblables à celui d'hier. — Ces accès sont annoncés par un cri, — le chien écume et après les convulsions tétaniformes, l'animal reste un instant immobile ; puis il se relève et se tient assez bien sur ses pattes.

4 heures. L'anesthésie es tconsidérable. — Il faut comme hier, marcher avec assez de force sur les pattes pour obtenir une réaction de la part de l'animal.

4 h. 30. L'anesthésie et l'analgésie ont encore augmenté.

Cœur 130. Resp. 16. Temp. 38,2.

Le train postérieur est très-faible. — Tremblement continu avec quelques secousses plus énergiques de temps en temps.

5 h. 20. Le chien est toujours dans le même état.

Cœur 130. Resp. 16. Temp. 37,9.

Le lendemain le chien paraît complètement rétabli, la sensibilité est revenue à son état normal.

Cœur 100. Resp. 46. Temp. 40.

Le 11 mai, après trois jours complets de repos, le chien est remis en expérience : les injections précédentes ont, en divers points du corps, produit des abcès volumineux, et nulle part des eschares, comme cela arrivait lorsque nous injections à nos chiens du sulfate de quinine.

Malgré ces abcès, l'animal est bien portant. — La sensibilité est normale. La temp. est à 39, 2. — Le cœur bat 80 — et la respi-ration est à 16°.

Cette fois, à 2 h. 10, nous injectons en une seule fois un gramme de cinchonidine en solution dans 12 centim. cubes d'eau.

Nous avons observé les mêmes phénomènes que le 5 mai —

avec cette différence qu'il n'y a eu qu'un accès convulsif; que cet accès est arrivé un peu plus tard, à 3 h. 20, c'est-à-dire 1 h. 10 après l'injection, et que cet accès a duré un peu plus longtemps que les jours précédents.

La sensibilité a subi les mêmes modifications.

Nous n'ajouterons ici qu'un mot, et ce sera notre dernier; nous engageons nos confrères qui seraien tentés de donner sans précaution la cinchonine et la cinchonidine comme succédanées de la quinine, à méditer sérieusement les faits expérimentaux qui précèdent.

Nous touchons au but de ce travail, dont nous ne nous dissimulons pas l'imperfection.

Si le temps nous l'eût permis, nous eussions pu donner, surtout aux deux dernières parties de notre étude, plus de développement.

Mais tels quels, ces chapitres constituent, si nous ne nous abusons, des jalons importants pour des études ultérieures que nous espérons pouvoir poursuivre. Et en tout cas, les résultats de nos recherches tout incomplets qu'ils soient, montrent clairement combien l'expérimentation appliquée à l'étude des substances médicamenteuses peut guider les déterminations et la conduite du praticien, et quelle sérieuse attention ces données expérimentales méritent de sa part.